ESSAI

SUR

LES EAUX MINÉRALES

DE

SAINT-ALBAN (LOIRE)

PAR

LE DOCT. FRÉD. MONIN

MEMBRE CORRESPONDANT DE LA SOCIÉTÉ IMPÉRIALE DE MÉDECINE DE LYON
ANCIEN INTERNE DES HÔPITAUX, ETC., ETC., ETC.

> « Il existe des reputations usurpées, une vogue de ca-
> price, de mode ou de patronage, et souvent d'injustes
> dédains... En revanche, on en rencontre quelques-unes qui
> sont vouées au delaissement et à l'oubli, qui mériteraient
> l'attention des médecins et la confiance des malades. »
> (Isid. Bourdon, *Guide aux eaux min.*).

DEUXIÈME ÉDITION

LYON

MÉGRET, LIBRAIRE

QUAI DE L'HOPITAL

1866

ESSAI

SUR

LES EAUX MINÉRALES

DE

SAINT-ALBAN (LOIRE)

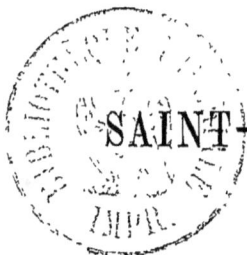

PAR

Le Doct. Fréd. MONIN

MEMBRE CORRESPONDANT DE LA SOCIÉTÉ IMPÉRIALE DE MÉDECINE DE LYON
ANCIEN INTERNE DES HÔPITAUX, ETC., ETC., ETC.

> « Il existe des réputations usurpées, une vogue de caprice, de mode ou de patronage, et souvent d'injustes dédains... En revanche, on en rencontre quelques-unes qui sont vouées au délaissement et à l'oubli, qui mériteraient l'attention des médecins et la confiance des malades. »
>
> (Isid. BOURDON, *Guide aux eaux min.*).

DEUXIÈME ÉDITION

LYON

MÉGRET, LIBRAIRE

QUAI DE L'HOPITAL

1866

Lyon. — Typ d'Aimé VINGTRINIER.

AVANT-PROPOS

La courte notice qui va suivre, insérée dans la
Gazette médicale de Lyon, n'était d'abord dans
la pensée de l'auteur qu'un moyen d'acquitter sa
dette de reconnaissance, tant pour les secours efficaces qu'il a lui-même retirés des eaux de Saint-Alban
que pour les attentions et les prévenances de tout
genre dont il a été l'objet pendant les trop courts
instants de son séjour. Il a cru ne pouvoir se dis-
penser d'y joindre quelques détails pratiques propres
à en mieux caractériser la nature et les effets. Il
croira avoir atteint son but, s'il a pu attirer l'attention de ses confrères sur un agent médicinal puissant, objet jusqu'ici d'un injuste dédain de leur
part et qui lui a paru, pour être convenablement
apprécié, ne demander qu'à être mieux connu. Heureux, entre tous, si ses faibles efforts, venant en
aide au zèle de l'administrateur éclairé qui s'est
dévoué à la vulgarisation de cette œuvre, peuvent

leur acquérir, dans un avenir prochain, ce haut
degré de prospérité à laquelle les convient leur puissance d'action et leur important privilége d'être
situées à proximité de plusieurs grands centres de
population, naturellement appelés à recueillir les
fruits de leurs éminentes propriétés curatives.

A ceux qui aiment à se rendre compte de l'action
d'une eau minérale en étudiant ses principes constitutifs, nous livrons l'analyse suivante consciencieu-
sement faite par M. Lefort en janvier 1859, avec le
concours de M. le docteur Gay, médecin-inspecteur
de l'établissement :

Oxigène.............. } Azote................ }	2 centièmes.	
Température..........	17° 2/10	
Densité..............	1,0012	
Acide carbonique libre...	1,9499	
Bi-carbonate de soude...	0,8561 ⎫	
— de potasse..	0,0854 ⎪	
— de chaux..	0,9382 ⎬ 2,3825	
— de magnésie	0.4577 ⎪	
Silice................	0,0451 ⎭	
Carb. de protoxide de fer		0,0233
Chlorure de sodium.....		0,0931
Arséniate de soude.....	traces	
Matière organique......	traces	
Total des principes fixes.....		2.4989

LES EAUX DE SAINT-ALBAN

Laudabunt alii claram Rhodon, aut Mytilenem.....
Me... nec tam Larissæ percussit campus opimæ
Quam domus Albuneæ resonantis... et uda
Mobilibus pomaria rivis.

HOR., od. LI, v. 1.

C'est de Saint-Alban, cher confrère, que je vous écris ces lignes qui sentent d'une lieue l'écolier en vacances. Mais, d'abord, connaissez-vous Saint-Alban?... Par cette épidémie d'émigration générale vers les stations thermales, ou plutôt vers les plaisirs qui perchent sous leurs ombrages enchanteurs (style consacré), qui pense, à l'heure qu'il est, à Saint-Alban ?

Comme les moutons du bon Panurge, chacun s'élance, au coup de sifflet de la locomotive, vers les lieux adoptés par la mode, à grand renfort de réclames et de bulletins, hélas ! trop souvent mensongers.

Ceux-ci, fascinés par le séduisant mirage de la fatidique roulette, émigrent vers les thermes de la blonde Allemagne, ce plantureux pays de princes, de passions vaporeuses et de congrès. D'autres, en quête avant tout d'impressions de voyage, ne rêvent que bérets coquets, aigrettes rageuses, nuits de plaisirs, fêtes nautiques et tous les mille riens dont se compose la vie épicurienne des eaux. Mais, en définitive, au milieu de tout ce luxe d'accessoires, qui ne nous détourne que trop souvent du but principal, qui pense aujourd'hui sérieusement à sa santé ? Voyez ce pauvre malade en quête d'un port, où il puisse abriter en paix son pauvre corps usé par des souffrances intestines et radouber son vaisseau démantelé par plus d'une tempête sur cette mer orageuse, où l'ont balloté les passions ardentes et le travail incessant des affaires ! En proie à la fièvre sourde qui le consume, il ne rêve que bains et fontaines.— « Si nous allions à Vichy ? — lui dit d'un faux air de bonhomie sa femme, ambitieuse d'étaler, au parc, la fraîcheur de ses toilettes nouvelles ; elles ont guéri tels et tels d'une maladie toute semblable à la tienne ; elles sont si souveraines !... Ou à Aix, cet Éden au bord des lacs ; à Saint-Gervais, dont le palais d'Armide se dresse si majestueusement au pied du Mont-Blanc, ce géant des cimes neigeuses ; à Bade, ce coin de terre privilégié où tous les plaisirs semblent s'être donné rendez-vous ; ou bien encore à Plombières, si fier aujourd'hui de son impérial client? » Faire un choix entre tant de séductions n'est pas chose facile.

Mais si, comme moi, fatigué du bruit, des soucis de tous genres et de l'assujettissement d'une profession qui ne vous fait grâce d'aucun moment, vous désirez goûter, avant le grand voyage d'où l'on ne revient plus, un peu de ces loisirs et de ce doux *far niente* que l'on aimerait tant à passer, paresseusement couché sur la lisière des grands bois, dans un de ces oasis que la bonne et prévoyante nature a semées çà et là comme des haltes du voyage,

Carpe viam, mihi crede, comes.

Venez à Saint-Alban ; vous y trouverez tout ce qui peut charmer le plus votre retraite : la paix, le silence, l'ombre des bois, si favorables à la rêverie, et, tout à côté, les bains, les fontaines, où vous pourrez retremper votre corps fatigué par les excès énervants du cabinet ou d'une pratique trop exigeante. Là, point de ces orchestres au cuivre strident qui prennent l'éclat et le bruit pour l'harmonie ; point de ces fringantes cavalcades qui interrompent désagréablement le promeneur dans ses rêveries extatiques ; mais la vraie villégiature dans toute son acception ; le travail dans le cabinet et dans les bois, et le loisir, chacun à son heure ; la société tout à la fois avec ses élégances, son laisser-aller et ses prévenances discrètes. Ici, plus qu'ailleurs, je ne sais pourquoi la vie est douce, le vivre facile et le sommeil meilleur. Le soleil, plus clément, n'y arrive que tamisé par les arbres ; les vents y sont tièdes ; Zéphir semble retenir son haleine et n'agiter l'air que d'un coup de son éventail.

Voilà la vie comme je l'aimerais, si les dieux jaloux n'eussent pas écorné quelque peu mon bonheur. Je suis en cela de l'école de Demoustiers, qui plut tant à notre jeunesse :

> Le bonheur qu'ici bas j'envie,
> C'est une obole au-delà du besoin ;
> Une bonne et sensible amie,
> Heureuse, ainsi que moi, dans un tout petit coin,
> Et de pouvoir éparpiller la vie
> Sans nulle gêne et sans fâcheux témoin.

Préférez-vous, au contraire, vous livrer à l'âpre volupté de la solitude ? A quelques pas de vous est le désert, non ce désert nu et sauvage qui vous fait froid au cœur, mais le désert animé, la campagne solitaire dont le silence n'est troublé que par le pas lent et cadencé des troupeaux rentrant du pâturage, ou celui du laboureur, le bon paysan du vieux temps ; non ce paysan enrichi que vous connaissez, qui passe d'un air rogue et vain, en vous bravant d'un œil torve où se reflète une haineuse jalousie : mais le campagnard bon, honnête, prévenant, qui se range humblement sur votre passage en vous souhaitant cordialement la bienvenue. Et puis, à chacun de vos pas, de frais ruisseaux au bord de la prairie, des chemins creux, ombreux et solitaires, la maison rustique cachée, comme perdue dans le pli du vallon ; le chant du coq, le bourdonnement de l'abeille, les accords de la fauvette ou du pinson des bois ; partout le silence ami des muses qui se plaisent tant aux doux mystères; la sieste sur la pelouse, à l'ombre des grands noyers, les courses sur la montagne et, au retour, l'appétit et un bien-être inconnu qui vous pénètre et semble bercer mollement votre existence.

Puis, le soir, le dîner rendu plus succulent par l'exercice, ce cuisinier sans pareil ; les causeries sur la terrasse, alors que devant vous les ombres des bois grandissent et descendent jusqu'à vos pieds ; les dernières et froides heures du jour dans le salon de conversation. où semble s'être réfugié aujourd'hui tout ce qui reste du vieil esprit français, depuis que les cercles et le tabac tendent à lui rendre la France inhospitalière. Enfin, et comme un digne couronnement du tout, un sommeil calme et réparateur acheté par une journée si bien employée.

> . . . . *Tum, solutis curis*
> *Mens opus reponit* . . . .
> *Et desiderato acquiescimus lecto.*

Pour le site, figurez-vous à une heure de Roanne, à quatre heures à peine de Lyon par le chemin de fer du Bourbonnais, assez loin pour dérouter les importuns, pas assez pour tenir à distance de vrais amis, un charmant petit vallon s'ouvrant au levant sur l'immense et riche plaine où la Loire déroule ses vastes et claires eaux ; un séjour de paix, enfin, et de loisir occupé, tel que peut le rêver le sage, tel que le souhaitait Pline pour son ami Tacite : « *Scholasticis porro Dominis, tantum modò sufficit ut reptare per limitem, semitas terere, omnesque viticulas et arbusculos numerare possint.* »

Là, devant vous, dans ce petit coin de terre privilégié, tout l'attirail obligé des eaux se trouve groupé et comme sous la main : buvette, bains d'eau minérale et d'eau douce, douches, inhalations, hydrothérapie, s'étalent tout autour ou dans la promenade même. Vous buvez tout en vous promenant, pour faciliter la digestion de vos nombreux verres et favoriser par l'exercice le jeu des fonctions et l'action éliminatoire si manifeste qui ne tarde pas à se produire par les voies urinaires.

Mais que dirai-je des eaux elles-mêmes? Quelle fraîcheur suave et comme leur pétillement de gaz chatouille agréablement les papilles du goût, les débarrasse de cet enduit pâteux qui plongeait votre estomac dans la torpeur et réveille l'appétit éteint ! Il n'est pas jusqu'à un petit arrière-goût ferrugineux qui ne vous plaise en vous faisant apprécier une certaine sensation astringente et tonique, indices évidents de nouveaux éléments de force qui s'infusent dans votre être. Aussi, loin de vous affaiblir, à l'instar des eaux ordinaires, les eaux de Saint-Alban, soit que vous les preniez par la voie de l'estomac, soit que vous vous en pénétriez par endosmose en vous plongeant dans un bain, vous donnent du ressort et en même temps de la souplesse dans les membres ; on se sent, après leur ingestion, plus gai et plus actif; on recherche l'exercice que l'on redoutait auparavant ; il semble que l'on soit vraiment réconforté, retrempé et comme transformé (1).

(1) Il faut discerner dans les eaux leur caractère chimique et leur action dynamique ; il faut, à côté de leurs propriétés apéritives, diurétiques et fondantes, faire aussi la part de leurs propriétés excitantes, toniques et révulsives. Ce n'est pas tout, il faut encore distinguer deux phases dans leurs effets, à savoir des effets primitifs et des effets consécutifs ; c'est toujours par l'excitation de l'ensemble des fonctions de l'organisme que les eaux alcalines agissent d'abord, avant d'amener secondairement une modification dans l'état matériel ou fonctionnel de l'organe affecté ; c'est-à-dire qu'elles commencent par ramener la santé générale et finissent par rétablir l'organe malade en faisant passer l'économie par une période d'excitation avant d'arriver au calme. Ce double effet, très-prononcé

Et comment s'étonner de cette double action tonique et dé-
puratoire des eaux de Saint-Alban, lorsqu'on s'est rendu un
compte exact des agents médicinaux qui y sont maintenus en
état de dilution. Situées dans le même bassin géologique que
Vichy, qui n'en est pas fort éloigné, ces eaux, ainsi que l'analyse en fait foi, contiennent absolument les mêmes sels en dissolution. en moindre quantité, il est vrai, mais cette infériorité
en nombre, qui n'est pas à proprement parler un défaut, puisque dans le plus grand nombre des cas on est obligé de couper
avec moitié ou deux tiers d'eau commune les eaux de Vichy (1), qui seraient difficilement supportées pures, se trouve
amplement rachetée d'autre part, et par l'acide carbonique
libre qui en rend la boisson bien plus agréable et d'une digestion infiniment plus facile, et par le carbonate de fer, qui s'y
trouve dans un état de dilution parfaite et en augmente sensi-
blement la propriété tonique, sans nuire aux vertus dissolvantes
des sels alcalins congénères (2).

En comparant les analyses des eaux de Vichy et de celles de
Saint-Alban, faites avec le plus grand soin par des hommes
éminents dans la science, on peut se convaincre que si les premières contiennent, en nombre rond, de cinq à six grammes de

---

pour les eaux fortement minéralisées comme Vichy, Vals, Châteauneuf, Saint-
Alban, etc., ne laisse pas que d'être noté par les observateurs attentifs, même
pour les eaux mixtes, etc. (DUPRAZ, Sources d'Evian, 1854, p. 60).

(1) « A Vals, comme à Vichy, un bain d'eau minérale pure est excitant; il est
préférable de la mitiger. Cette précaution est superflue dans quelques eaux
alcalines mixtes, comme Néris, Saint-Alban, etc. » — (PATISSIER, Rapport, etc.,
1854).

(2) La supériorité d'action des eaux de Saint-Alban se résume dans ces paroles
de Fabert, médecin-inspecteur des eaux de Luxeuil, alors que, octogénaire et
encore inspecteur, il disait confidentiellement au professeur Fodéré : « J'ai
beaucoup plus de confiance dans nos eaux ferrugineuses que dans toutes les
eaux chaudes contenues dans ces beaux établissements. » (MARTIN-LAUZER,
Revue thérap., 1865).

bicarbonates divers, les secondes compteront au-delà de deux grammes de ces mêmes sels, soit largement un tiers. Un malade qui boirait en moyenne deux litres par jour, seulement, d'eau de Saint-Alban et qui prendrait en plus un bain d'une heure de ces mêmes eaux, équivalant, au minimum, à l'ingestion de deux litres d'eau par la voie de l'estomac, absorberait donc environ huit grammes de sels alcalins, somme plus que suffisante pour une médication continue (1). Je me demande en quoi, sous ce rapport, l'eau de Vichy pourrait lui être supérieure : non que je veuille l'égaler à sa rivale pour une foule d'autres cas dans lesquels cette dernière a une réputation justement méritée, tels que les affections hépatiques et rénales ; mais il serait facile d'établir une compensation en faveur des eaux de Saint-Alban pour le traitement des dyspepsies, gastralgies, gastro-entérites chroniques et autres névroses de l'appareil digestif, dans lesquelles elles se montrent particulièrement efficaces (2). Les travaux remarquables de Bretonneau de Tours

_____

(1) La quantité d'eau minérale absorbée est, à ce qu'il paraît, assez considérable ; Falconnet la porte à 1,400 grammes. D'après les expériences faites à Vienne, par Kathor, en 1822, le séjour d'une heure dans l'eau, à une température moyenne, fait augmenter le corps de 2 1/2 à 3 1/3 kilogrammes, ce qui porterait la dose de sel alcalin absorbé de 18 à 20 grammes par chaque bain d'eau de Vichy, dose un peu forte et quelque peu de nature à troubler l'harmonie des fonctions, tandis que pour un bain d'eau de Saint-Alban la dose ne serait plus que de 6 à 7 grammes, dose moyenne, parfaitement convenable dans la majorité des cas ; aussi a-t-on soin de recommander aux sujets nerveux de préférer aux sources alcalines fortes les sources mixtes comme Néris, Évian, Plombières, Saint-Alban, si non de les mitiger et de faire prendre des bains tempérés. (PÉTREQUIN, _Traité des eaux minerales_, 1852).

(2) Il est utile, le plus souvent, de choisir, au début, des eaux peu chargées en carbonate de soude, et, sous ce rapport, les eaux de Vichy présentent un inconvénient réel, signalé même par M. Durand-Fardel lorsqu'il dit : « _Il ne manque qu'une chose à Vichy, ce sont des sources faiblement minéralisées._ » (_Traité thérapeutique des eaux minérales_, page 540).

« Règle générale, dans toutes les affections de l'estomac et des intestins, les eaux de Vichy ne doivent jamais être administrées à haute dose en boisson, et quelquefois même on rencontre de telles susceptibilités qu'on est obligé d'y sur les névralgies, si bien complétés par M. Trousseau, en démontrant la presque spécificité du bicarbonate de soude dans le traitement de ce genre de maladie, indiquent tout ce qu'on est en droit d'attendre des eaux carbonatées sodiques, et font, sous ce rapport, une large part dans cette médication aux eaux de Saint-Alban, qui figurent au premier rang des eaux sodiques du second ordre.

En outre, le gaz acide carbonique que l'on retire en abondance des eaux de Saint-Alban, et que l'on peut à volonté employer en inhalation, donne une grande facilité pour en appliquer l'usage aux névroses des voies respiratoires. Des douches soit de gaz, soit d'eau minérale, peuvent être également dirigées sur le col de la matrice et le rectum, en sorte que de l'ensemble de ces médications découle un traitement complet de ces diverses névroses.

Mais voici encore que, par une heureuse coïncidence, un établissement hydrothérapique, résumant le dernier mot de la médication créée par Priesnitz, vient d'être annexé aux eaux de Saint-Alban par les soins de M. le docteur Gillebert-Dhercourt.

Les malades pourront, désormais, user à volonté des ressources, aussi puissantes que variées, offertes tant par les eaux minérales elles-mêmes que par la médication préconisée par le paysan Silésien. A l'action diurétique, si manifeste, des eaux alcalines gazeuses, il leur sera facile de faire succéder le maillot,

---

renoncer tout à fait. (Ch. Petit, *Du mode d'action des eaux de Vichy*). — Le Dr Prunelle recommandait, dans ces cas d'une surexcitation exceptionnelle, les eaux de *Saint-Alban*.

« Le choix du médecin se portera sur telle ou telle d'entr'elles, suivant qu'elle sera plus ou moins minéralisée par le bicarbonate de soude, se rappelant que les moins minéralisées sont mieux supportées, prises à l'intérieur, toutes choses égales d'ailleurs, en s'adressant principalement aux individus à sensibilité intestinale exagérée, ou à ceux qui sont arrivés à un état de débilité trop prononcée. » (Pétrequin, ouvrage cité, p. 143).

les bains de piscine et tous les systèmes de douches, en pluie, en arrosoir et par percussion que la médecine a su ajouter à ce moyen d'une simplicité toute primitive. Et, comme par un de ces coups de fortune qui font époque dans un établissement, voici que l'éminent praticien qui a installé l'hydrothérapie à Saint-Alban, pourra suivre ses malades jusque dans ces climats privilégiés pour lesquels il n'existe pas de frimats et leur continuer ses soins, pour ainsi dire, sous toutes les latitudes.

Directeur de l'établissement balnéatoire de Monaco, tandis que les frileuses naïades de nos établissements du nord et du centre ont mis, faute d'emploi, leurs urnes en disponibilité,

> *Geluque*
> *Constiterint acuto,*

lui, confortablement installé sur son rocher péninsulaire, coquettement disposé d'étage en étage, *pour le plaisir des yeux,* comme par la main des fées; dans ce temple de Flore dont l'âpre souffle de Borée ne vient jamais flétrir la corbeille, l'heureux Gillebert offre aux baigneurs dispersés sa grande piscine méditerranéenne toujours tiède, et son soleil toujours radieux dans un ciel dont aucun nuage ne ternit l'éclatant azur.

> *Quivi era perpetua la verdura,*
> *Perpetua la bellù dei fiori eterni.*
> (ARIOST. Orl. c. x).

De cette manière, et pour ainsi dire sans transition, la médication ne sera plus, comme une dépêche du temps passé, *interrompue par les brouillards.* Commencée à Saint-Alban, sous une zône tempérée, elle se poursuivra, pendant l'inclémente saison, sous un climat exceptionnel qui permet aux malades de prendre des bains en plein air jusqu'à la fin de décembre et même par de là, pour ceux qui ont accoutumé les bains froids, et apporte en tribut, à ceux dont la poitrine est délicate, une atmosphère

d'une température douce et peu variable, sous un ciel constamment serein pour le restant de ce que nous appelons ici
l'hiver, mais qui n'est là-bas qu'un à-compte pris sur le printemps.

Solvitur acris hiems gratâ vice
Veris et Favoni.

Puis, enfin, les beaux jours étant revenus pour nous, combien il leur sera doux d'accourir avec l'hirondelle vers les
sources si bien faites pour réveiller leur appétit languissant;
ressource précieuse aux yeux de ceux qui savent combien il
importe, dans les maladies chroniques, si débilitantes de leur
nature, de soutenir les forces digestives si l'on veut travailler
efficacement à la restauration de l'organisme ébranlé.

Après avoir fait usage pendant l'hiver des eaux de mer — qui
sont des eaux salines naturelles, douées de plus, par la
main de celui qui a tout créé et soutient tout, d'un principe
de vie manifesté constamment dans des créations successives et
incessantes, — ces mêmes malades, dont les forces auront été
ménagées ou accrues, s'il est possible, reviendraient à Saint-
Alban achever leur cure par les eaux alcalines, qui sont les
fondants par excellence.

Or, on sait quelles ressources puissantes peut offrir, dans les
maladies les plus rebelles aux moyens ordinaires, l'alternance
des médications. Quels effets n'est-on donc pas en droit d'en
attendre dans les maladies organiques que l'on comprenait au-
trefois sous le nom *d'obstructions*, hépatite, splénite, pancréa-
tite chronique, engorgements glandulaires, dermatoses stru-
meuses, etc., etc.

Nous sommes convaincus, pour notre part, que ceux qu'une
fatale hérédité et une prédominance du système lymphatique
prédisposent à la *phthisie pulmonaire*, pourraient, par un séjour

combiné de l'été à Saint-Alban et l'hiver à Monaco, Hyères ou autre localité du même genre, enrayer la marche insidieuse et latente de cette terrible affection et parvenir, à l'aide d'une hygiène bien dirigée, à faire disparaître cette malheureuse idiosyncrasie. Utopie pour utopie, il nous semble que ce traitement rationnel n'aurait rien à envier aux cures problématiques, si fastueusement prônées par les directeurs des établissements du Mont-d'Or ou des Eaux-Bonnes ; car, tandis que par les bains pris à une douce température, le malade absorberait par tous les pores les principes alcalins tenus en dissolution par les eaux de Saint-Alban, ne serait-ce pas un grand avantage que d'avoir à sa disposition, sur les lieux mêmes, une eau ferrugineuse, apéritive, fondante, gazeuse et comme faite à point pour réveiller de leur état d'atonie les organes digestifs dont le rôle est si souvent passif dans ce genre d'affection ; et de pouvoir, à l'aide de ce puissant stimulant de l'hématose, combattre et dominer cette fatale prédisposition lymphatique, sous l'influence de laquelle le germe tuberculeux naît, s'étend de proche en proche et finit par tarir jusqu'aux sources mêmes de la vie ?

J'adresse avec confiance cette réflexion aux médecins sincèrement amis du progrès, à ceux qui ne se heurtent pas à cette borne fatale au pied de laquelle s'établit, comme une paresseuse mendiante, l'aveugle routine. — *Tentanda via est.* — Là-dessus je me fie à l'esprit d'initiative et à la fertilité d'invention de mon honorable ami le Dr Gillebert-Dhercourt.

Mais hâtons-nous de revenir à nos eaux de Saint-Alban, dont une trop longue digression nous a bien éloignés.

Par suite de cette nouvelle installation, le service médical, déja si bien dirigé par l'éminent D^r GAY, l'un de mes anciens collègues de l'Internat et resté l'un mes amis les plus chers, et qui, depuis tantôt 25 ans, apporte à l'établissement de Saint-Alban le tribut de sa vieille expérience, ne laisse donc rien à désirer ; aussi les guérisons y sont-elles nombreuses : et, si la trop grande modestie du praticien qui dirige ces eaux ne s'était opposée jusqu'ici à ce qu'il en fît confidence au public, il serait facile de prouver, pièces en mains, que Saint-Alban ne le cède, sous ce rapport, à aucun établissement de ce genre. En attendant que ses occupations trop nombreuses lui permettent de s'acquitter de cette tâche, nous consacrerons les pages qui vont suivre à quelques faits venus à notre connaissance et qui sont bien de nature à faire désirer qu'une main plus habile se hâte d'achever ce que nous n'avons fait, en quelque sorte, qu'ébaucher.

Il nous semble, sans trop de présomption, avoir suffisamment établi, dans les lignes qui précèdent, que les eaux de Saint-Alban, en raison même de leurs éléments constitutifs, étaient spécialement appelées à jouer un rôle actif dans la guérison des *dyspepsies*, ainsi que dans celles des diverses *névroses* des appareils de la respiration et des appareils génito-urinaires. Et, en effet, des cas nombreux de guérison, entre lesquels il ne nous resterait que l'embarras du choix, si nous avions mission de les publier, viennent tous les jours donner raison à cette assertion.

Leur action n'est pas moins évidente d'autre part, soit qu'il s'agisse de provoquer chez une fille impubère l'apparition du *flux menstruel*, soit qu'il soit nécessaire de régulariser son cours imparfaitement périodique ou bien encore de conjurer les accidents divers qui viennent si souvent et si fatalement compliquer l'époque de la cessation de cette fonction, — ce cap des tempêtes que toute femme doit doubler avant d'arriver à cette époque de calme, dans sa vie, où il il lui est permis de goûter quelques années de sérénité.— Elles doivent, sans aucun doute, cette propriété précieuse autant au carbonate de fer qu'elles tiennent en intime dissolution qu'aux divers autres sels et entre tous aux carbonates alcalins qui en font le principe dominant.

Cette même composition complexe rend compte également de leurs succès contre les diverses manifestations de la *scrofule*. Enfin nous devons, en tout état de cause, mentionner pour réserve, un *quid ignotum*, résultat probable de doses infinitésimales d'iode, de brôme, que sais-je ? d'arsenic, dont on en rencontre des traces et qui les transforme en agent puissant de guérison de certaines dermatoses rebelles, alors même que la simple analyse semblerait les exclure du tableau des agents thérapeutiques, destinés à figurer dans ce cadre nosologique : *eppure si muove*, répétait obstinément Galilée aux théologiens qui voulaient l'obliger à reconnaître l'immobilité de la terre ; et pourtant, dirons-nous aussi, les exemples de guérisons de *dartres* rebelles sont communs à Saint-Alban. Cela, toutefois, surprendra peu les physiologistes qui aiment à se rendre compte des actions réflexes des divers organes les uns envers les autres ; il leur a été donné tant de fois de voir l'altération d'un organe en affecter sympathiquement un autre, qu'ils ne mettent pas le moins du monde en doute la possibilité de guérir certaines maladies, celles du système cutané en particulier, en attaquant autre part le virus ou l'excitation morbide sous l'influence desquels est née, se développe et s'étend au loin la maladie qui en est la manifestation extérieure. Le *sublatâ causâ tollitur effectus* restera toujours le point de mire du médecin philosophe. A ce titre, les nombreuses et profondes sympathies qui unissent la peau à l'estomac rendent assez compte des effets qu'on est en droit d'attendre d'une médication aussi efficace que celle des eaux de Saint-Alban sur les irritations latentes, dont les voies digestives sont le siége et qui se traduisent si souvent au dehors par des désordres dans le système excrétoire, dont la peau, comme on sait, est un des principaux organes.

Nous avons été assez heureux pour voir, pendant notre séjour à Saint-Alban, des effets remarquables de cette médication réflexe. Des malades, en assez grand nombre, atteints de dermathoses de la plus grave espèce, ont été guéris, ou les symptômes graves de leur maladie considérablement amendés par l'usage de ces eaux, prises même, il faut l'avouer, parfois contrairement à l'avis des médecins de leur localité, qui les pressaient de se diriger ailleurs ou de s'abstenir de tenter une cure réputée impossible. J'ai encore présente devant mes yeux une femme, jeune encore, affreusement défigurée par les hideux stygmates de cette affection serpigineuse, désignée par Willan sous le nom de *psoriasis Gyrata :* on suivait de l'œil, à ses traces, cette dégoûtante affection, sillonnant par larges bandes la face, le cou et la poitrine, sur lesquels elle traçait ses signes en spirales irrégulières imitant, à s'y méprendre, les sinuosités, caps et promontoires d'une carte géographique. A l'époque où je la vis, elle recommençait, après une interruption de quelques semaines, son deuxième traitement de la saison ; on distinguait encore par ci, par là, quelques croûtes sur la surface du derme attaqué par la maladie herpétique ; mais la plus grande partie des surfaces ci-devant attaquées était blanche et offrait cet aspect nacré des bonnes cicatrices ; tout faisait donc espérer une guérison prochaine des parties encore malades.

C'est surtout dans les affections tégumentaires du genre

impétigo et cette éruption de la face, si redoutée par les femmes jalouses, à juste titre, des agréments de leur visage, à laquelle on a donné le nom d'*acné* ou goutte rose, que les eaux de Saint-Alban manifestent, d'une manière évidente, leur action curative. Il en est de même pour l'*herpès circinatus*, ou celui qu'Alibert a nommé *herpès centrifugus* qui occupe les doigts et la paume des mains où il décrit des cercles blanchâtres qui vont toujours s'élargissant en détachant par lames minces l'épiderme. Tous les malades que nous avons interrogés nous assuraient avoir retiré de l'usage des eaux un grand soulagement au prurit et à la desquamation incessante qui les tourmentaient (1), et paraissaient pleins d'espoir dans une guérison prochaine, dont plusieurs cas analogues venus à leur connaissance leur donnaient une indubitable certitude (2).

Mais on croit que ce traitement pour être vraiment efficace doive être continué d'une manière assidue, car s'il est une maladie dans laquelle les récidives soient fréquentes, ce sont assurément les affections dartreuses qui présentent ce genre de ténacité. Il suffit qu'il reste dans l'économie animale un atôme de levain morbide pour que l'affection, simplement masquée dans ses manifestations extérieures, se reproduise avec son même cortége de symptômes. Les *dartres*, disait Alibert dans son style imagé, sont comme des hydres essentiellement renaissantes et elles agissent souvent comme ces étincelles légères qui, si on

---

(1) « Les bains alcalins constituent un excitant physiologique du système cutané bien propre à en réveiller la vitalité. On les emploie dans quelques dermatoses chroniques auxquels les alcalins s'adressent plus particulièrement, comme certains cas de *lichen* et de *prurigo*. » (DUPRAZ, *les Eaux d'Evian*.)

(2) « Le premier effet du bain alcalin, c'est de débarrasser la peau des écailles épidermiques et des débris de sécrétions qui s'y accumulent ; il lui donne de la souplesse et de l'onctueux ; tempéré, il lui donne un sentiment de force et de bien-être ; en général, les bains alcalins, pris ainsi, n'affaiblissent pas. » (PATISSIER, *Rapport à l'Académie 1854*.)

n'a soin de les éteindre dès le principe, se convertissent bientôt
en de vastes incendies. De là la nécessité de combattre avec
soin, par un régime hygiénique convenable, les premiers symptômes révélateurs et de poursuivre le traitement pendant un
laps de temps suffisant pour en anéantir jusqu'au moindre
germe. comme un ennemi que l'on poursuit à outrance pour
l'empêcher de se rallier. Or, la facilité qu'ont les malades de
poursuivre leur traitement à l'aide des eaux de Saint-Alban, que
l'on peut à volonté emporter ou faire venir chez soi à un prix
relativement bien inférieur à celui des eaux sulfureuses commu-
nément recommandées, leur est d'un grand secours pour l'ac-
complissement de cette tâche (1).

S'il est toutefois un genre de maladie contre laquelle on puisse
en toute conscience affirmer que des eaux soient souveraines,
c'est assurément dans la cure de la *dyspepsie* par l'usage des
eaux de Saint-Alban. Chaque année, on voit affluer à ces sources
un nombre considérable de malades affectés de diverses variétés
de souffrances des organes digestifs, se rapportant à ce type
embrassant plus d'un genre d'affections encore mal définies ; et
le plus grand nombre de ces malades, pour ne pas dire tous, si
l'on en excepte, bien entendu, ceux qui sont atteints de dégé-
nérescence organique profonde, s'en retournent, les uns avec
une guérison parfaite, les autres avec un sentiment de bien-être
pour eux tout nouveau.

Entre autre cas remarquables dont j'ai été témoin, je citerai

(3) Il ne suffit pas de prendre les eaux sur les lieux, « il faudra les administrer
pendant longtemps même après la saison, mais avec des intervalles de repos;
car les remèdes, dans les affections constitutionnelles ou invétérées, n'agissent
qu'autant qu'il sont pris en petite quantité et continués longtemps. » (DURAND-
FARDEL, ouvr. cité, p. 186)

le suivant, dont les antécédents m'étaient mieux connus et dont j'ai pu suivre pour ainsi dire jour par jour toutes les phases :

Mme la supérieure des Ursulines de R.-de-G., âgée d'environ 50 ans, d'un tempérament nerveux-lymphatique, a passé sans accidents notables l'époque de la ménopause. Toutefois, depuis un an, ses digestions ne se font plus aussi bien, et, dans ces derniers temps, cette faculté, de plus en plus affaiblie, est devenue presque tout à fait nulle. Les aliments les plus légers ne sont digérés qu'avec la plus grande peine et souvent rejetés par les vomissements. Il y a de la fièvre, de l'insomnie et d'assez vives douleurs abdominales. A ces symptômes se joignent une constipation opiniâtre et une faiblesse extrême. Les médecins ordinaires de la malade avaient diagnostiqué une affection squirrheuse dont l'existence ne me parut pas démontrée. Je n'entrerai point ici dans le détail complexe des moyens que j'employai pour remédier aux principaux accidents. Ne voulant ici mentionner que la part prise à cette cure par les eaux de Saint-Alban, je me bornerai à dire que, dès que l'intéressante malade eût été amenée à supporter sans trop de fatigue quelques parcelles d'aliment et préludé à un plus grand voyage par quelques promenades faites sans trop de fatigue dans le jardin attenant à la maison, je me hâtai de la diriger sur Saint-Alban, où les bains d'abord, et les eaux, prises avec précaution et graduellement, la transformèrent tellement qu'à mon arrivée, quelques semaines après, j'avais peine à en croire mes yeux. La face émaciée, la teinte jaune paille, les yeux cernés et abattus, la maigreur excessive avaient été remplacés par une remarquable fraîcheur, de la fermeté dans les chairs, un teint animé et, sinon de l'embonpoint, du moins un état remarquable de vigueur. La malade buvait alors jusqu'à quinze verres d'eau par jour, sans que son estomac en fût fatigué, faisait dans l'intervalle de longues promenades, éprouvait un appétit soutenu, digérait parfaitement, dormait à souhait et remplissait à merveille toutes ses fonctions. Au bout de six semaines, elle était rendue dans un état de santé presque parfait aux bonnes sœurs et à tout le public sympatique qui attendait impatiemment son retour.

Soit que l'on ne veuille voir ici que l'action directement antiphlogistique d'une médication sédative dans un cas de sub-inflammation gastro-intestinale, soit que l'on considère ce cas de guérison comme le résultat d'une médication dérivative ou contro-stimulante appliquée à une névropathie intestinale, toujours est-il que l'on ne saurait nier l'action des eaux de Saint-Alban dans ces maladies Protées, d'aspect si divers, auxquelles on a donné le nom de *névrose*. Ce que nous avons dit plus haut des éléments constitutifs de ces eaux en donne facilement la raison ; et s'il fallait en citer des exemples probants, en voici un que personne, j'imagine, ne voudra contester, puisqu'il est pris sur moi-même, à qui l'on voudra bien accorder peut-être les qualités requises pour observer convenablement.

La Providence, qui se complaît souvent à éprouver le médecin en le mettant à même de s'appliquer l'adage : *medice, cura te ipsum*, m'a imposé pour dernière tâche de lutter avec une de ces maladies dont ne peuvent se faire une juste idée que ceuxlà même qui l'ont éprouvée : je veux dire cette maladie complexe, encore mal définie, plus imparfaitement connue, à laquelle on a donné le nom d'*angine de poitrine*. Tout ce que je puis assurer, c'est qu'un partisan de la médecine expectante, quelle que fût la puissance de sa conviction, mis en demeure de subir les prétendues forces médicatrices de la nature en semblable circonstance, eût bien vite mis bas son optimisme, s'il s'y fût agi de lui-même pour enjeu.

Aucune médication ne lui eût paru assez active, aucun sédatif assez prompt dans ses effets pour l'arracher à ces douleurs intolérables, dont le supplice de la question ordinaire et extraordinaire peut seul donner une idée.

Saignée, sangsues, bains prolongés, jusquiame, stramonée, opium, tout fut, par moi et avec le bienveillant concours que s'empressa de m'offrir en cette triste circonstance l'éminent docteur Berne, en qui les qualités du cœur sont à la hauteur des plus brillantes facultés professionnelles, tout, dis-je, fut tour à tour mis en usage sur une large échelle. Bref, j'en réchappai, mais je tremble encore, rien qu'à l'idée de son retour possible.

Toujours est-il qu'à la suite, tant de la maladie que de la médication, peut-être, il me resta, en outre des fourmillements et des élancements électriques des membres thoraciques, ainsi que des angoisses passagères caractéristiques de cette maladie, un état général de surexcitation nerveuse, auquel se joignirent une insomnie opiniâtre, une céphalalgie gravative et des étourdissements après la moindre excitation morale, physique ou intellectuelle.

C'est dans cet état de découragement et de souffrance générale que je me rendis à Saint-Alban dans les premiers jours de juillet. Je me mis de suite à l'usage des bains alcalins naturels qui y sont offerts à profusion ; mais j'usai peu dans le commencement des eaux minérales en boisson, leur principe gazeux augmentant mes vertiges et mes insomnies ; au bout de quelques jours, la tolérance étant acquise, je pus faire un usage notable de cet agent puissant de diurèse. Bientôt je ne tardai pas à éprouver une véritable sédation de tous mes symptômes nerveux, lesquels, au bout de trois semaines, avaient presque complètement disparu. Aujourd'hui le sommeil est rétabli, les élancements nerveux dans les membres ne se font sentir que faiblement et à de rares intervalles ; l'oppression, qui se manifestait à la moindre marche ascensionnelle, me permet de gravir d'assez fortes pentes sans en être incommodé. Je puis me livrer aux travaux de cabinet sans trop de fatigue cérébrale, et mon état de santé est aussi convenable que peut le permettre mon âge.

Les eaux de Saint-Alban ne montrent pas des vertus moins remarquables dans la guérison de la *gravelle*, des *coliques né-phrétiques*, des *calculs*, du *catarrhe vésical*, du *diabète*, cette maladie, aujourd'hui si commune, qu'on la dirait la maladie endémique de notre siècle. Au dire même des praticiens de la localité, la *goutte* elle-même, cette épée de Damoclès, suspen-due en guise de représailles sur la tête du médecin lui-même, la goutte aurait été plus d'une fois, sinon guérie, du moins con-sidérablement amoindrie et retardée dans ses retours périodi-ques par la baguette magique de la bonne fée de Saint-Alban.

« Quelles que soient, dit M. Pétrequin (ouvrage cité), les théories que l'on adopte au sujet de la cause première et de la nature de ces maladies, il est un fait clinique acquis à la science depuis longtemps, savoir : que toutes les *eaux alcalines* sont des agents thérapeutiques avec lesquels le médecin a obtenu *le plus de guérisons ou d'améliorations* dans ces cas. »

« Il est vraisemblable, dit M. Patissier (rapport de 1840), que toutes les eaux minérales, qui renferment une certaine quan-tité de bicarbonate de soude, jouissent contre la goutte de la même propriété que Vichy, dont les eaux doivent être préférées aux autres remèdes anti-arthritiques, telles sont les eaux de Vals, Saint-Nectaire, Saint-Alban, etc. »

« Les lésions fonctionnelles de l'appareil digestif sont modi-fiées avantageusement par les eaux de Saint-Alban, et c'est dans leur traitement que l'on obtient les *avantages les plus durables*; viennent ensuite les troubles de la *menstruation*, puis

les *congestions sanguines*, surtout à l'époque critique ; *la scrofule, la gravelle* (Ibid. Rapport, 1854). — L'action bienfaisante
des eaux de Saint-Alban sur les *affections chroniques des reins
et de la vessie* et sur la *gravelle*, a été signalée par le docteur
Goin en 1834, Nepple, 1843, et le docteur Gay (compte-rendu,
1852). Toutes les fois donc qu'il n'existera pas une néphrite
aiguë ou une cystite de même nature, on peut être assuré que
les malades affectés de ces sortes de *lésions des voies urinaires*
se trouveront bien de l'usage des eaux de Saint-Alban.

Je borne ici la série de mes observations sur les eaux de Saint-
Alban ; j'aurais pu, si je consultais bien mes souvenirs, ajouter
nombre d'autres cas remarquables, objets journaliers de nos en-
tretiens avec les honorables confrères présents sur les lieux ;
mais je préfère leur laisser le mérite de raconter eux-mêmes
leurs succès, heureux seulement en ce point d'avoir pu leur en
fournir l'occasion.

Quant à l'hydrothérapie adjointe, dans ces derniers temps, à
l'établissement, son installation est encore de date trop récente
pour avoir pu faire ses preuves ; mais nous avons pour garantie
de ses triomphes futurs les succès de vieille date obtenus par
son éminent directeur, pendant son séjour à Longchêne et autres
lieux. Aussi nous l'attendons résolûment à l'œuvre, persuadé
qu'on ne saurait trop multiplier les genres de secours à l'égard
de malades qui ne viennent, en général, tenter de nouveaux
moyens de guérison dans les établissements thermaux qu'après
avoir constaté par expérience l'insuffisance des moyens ordinaires.

A l'œuvre donc, messieurs les propriétaires des eaux de

Saint-Alban ; il est temps, ce me semble, de faire vous aussi
quelque chose en faveur d'un pays pour lequel la nature a
jusqu'ici fait à elle seule presque tous les frais. A vous mainte-
nant de planter et de cacher sous un manteau de riche verdure
ces premiers plans si malheureusement déboisés par la main
avide du bûcheron. Il vous restera encore après cela à étendre et
multiplier à l'exposition du midi les promenades où le baigneur
frilenx puisse facilement appeler à la peau une réaction parfois
longue à s'établir sous l'influence de certaines matinées froides
et humides. Mais *surtout*, Messieurs, *pas de zèle*, vous dirai-
je à l'exemple de certain diplomate ; assez de grands hôtels, et
point, si vous m'en croyez, de ces *casinos* somptueux qui trô-
nent dans le désert en tenant l'humble foule à distance. M'est
avis que vous perdriez votre temps et vos peines à vouloir attirer
à vous la fashion. Plus que le vulgaire, peut-être, elle est mou-
tonnière ; elle a ses entraînements que vous seriez impuissants
à combattre. Il lui faut avant tout des lieux acclamés par la
mode, dont il est toujours bienséant de revenir, et qui lui permettent de dire en se rengorgeant : « *j'étais là, telle chose
m'advint.* » Elle aime faire de la villégiature à l'instar de la
Galathée du poète, *et se cupit antè videri.*

Pour vous, dont la cause est toute gagnée par le mérite in-
trinsèque de votre source si précieuse, sachez résister à ces
enivrements. Au lieu de bâtir des palais comme si le monde était
peuplé de millionnaires, multipliez sagement les hôtels de second
ordre, où la foule modeste, au lieu de ce luxe qui la fait fuir
en serrant instinctivement les cordons de sa bourse, trouve par
un heureux échange, l'aisance, un peu de confort même, et,
par dessus tout, ces douces prévenances, toutes choses si
nécessaires à ces pauvres endoloris qui se sont séparés avec
tant de peine de leur entourage bien aimé. Cela, je le sais, n'est
pas à créer chez vous, et les nombreux malades qui fréquentent

les eaux de Saint-Alban emportent un bon souvenir de l'hospi-
talité franche et cordiale avec laquelle ils ont été accueillis ;
mais on ne saurait disconvenir qu'il ne reste encore quelques
desiderata sur ce point. Les signaler équivaut à une promesse
de les voir disparaître. Là n'est pas le secret de la vogue, peut-
être, mais là, du moins, ce me semble, se trouve l'élément d'un
succès de bon aloi qui marchera toujours croissant. La mode,
cette capricieuse déesse, fait et défait les réputations à sa guise.
Avec elle on ne saurait compter sur un lendemain. Le vrai public
seul fait les réputations durables, et c'est là le genre de succès
vers lequel vous accompagnent tous mes vœux.

Nous signalerons, entre autres améliorations désirables, la
réédification prochaine du bâtiment des bains et son remplace-
cement par un pavillon plus élégant et plus confortable. Nous
aimons à croire que l'on profitera [de cette circonstance pour
inaugurer un aménagement des eaux plus convenable qui permette par exemple de distribuer à volonté l'eau douce à portée
de chaque baignoire, afin de faciliter, suivant la prescription
du médecin, l'atténuation de l'eau minérale au point convenable pour certaines constitutions éminemment irritables, et en
graduer progressivement la force chez les malades venus aux
eaux dans un état de débilité souvent extrême, circonstance
qui a nécessité le renvoi de plus d'un malade, qui eût pu, avec
plus de patience et de plus minutieuses précautions, recueillir
plus tard le bienfait d'un traitement efficace. Mais ce qui nous
semblerait par-dessus tout désirable, ce serait la construction
d'une piscine recueillant le superflu des eaux qui s'écoule en
pure perte pendant la nuit, afin de permettre les bains d'immer-
sion prolongée, applicables aux maladies de peau les plus rebelles. Cette pratique, imitée de celle qui fait la vogue des eaux

de Loëche et de plusieurs autres stations thermales du même
genre, seconderait puissamment l'action hyposthénisante et ré-
solutive des eaux de Saint-Alban. Il nous a semblé qu'en utili-
sant, suivant les données de la science moderne, la partie devenue libre de la vapeur qui fonctionne à l'établissement des
bains, il serait facile de maintenir constamment ce réservoir à
une température moyenne équivalant à celle des bains de ri-
vière. Or, on sait que, toutes choses égales d'ailleurs, l'absorp-
tion est plus considérable dans un bain à une température
basse que dans un bain pris à une température beaucoup plus
élevée (KATHOR, de Vienne, 1822).

Ces bains de piscine étant, du reste, réservés aux malades
atteints de lésions diverses de l'enveloppe cutanée, offriraient
encore cet avantage de tenir ceux-ci à distance de l'établissement consacré à tous, et d'épargner ainsi aux baigneurs dé-
licats une promiscuité parfois dégoûtante.

Nous croirions laisser notre œuvre incomplète si nous ne
mentionnions en passant les ressources intrinsèques ou extrin-
sèques que peut offrir Saint-Alban à ses nombreux pension-
naires, à l'instar de la plupart des établissements de ce genre.
Là, aussi bien qu'ailleurs, les distractions abondent ; les environs sont charmants ; les routes y sont belles, et on peut se
procurer à volonté voitures et tous moyens de transport pour
la promenade. Sans offrir à ses promeneurs les beautés gran-
dioses des Pyrénées et des Alpes, on y trouvera d'intéressants
mobiles d'excursions à faire, à distance convenable, comme
des intermèdes à intercaler entre les divers actes de la pièce
que l'on est venu jouer à Saint-Alban, et dont les eaux sont
comme le nœud et la guérison le dénoûment.

C'est d'abord la charmante petite ville de Roanne, étalant
sur le premier plan ses clochers et ses maisons blanches sur les

bords de la Loire, dont on devine les eaux sous l'épais fouillis
de verdure qui s'étend au loin dans la plaine, c'est la ville
de ressource où, par les omnibus deux fois répétés chaque jour,
la partie féminine de la petite cité des eaux peut aller, entre le
déjeûner et le dîner, faire ses approvisionnements de ces mille
petits riens qui sont pour elle des nécessités de premier ordre ;
et où, si vous êtes jaloux d'appeler à votre aide les capacités mé-
dicales de la localité, vous trouverez à votre choix plus d'un
médecin recommandable par son talent et son expérience, *inter
quos*, l'ami de mon cœur, l'excellent docteur de Viry, un de ces
praticiens hors ligne qui eussent pu briller partout au premier
rang et qui ...... *non invidendâ sobrius aulâ*, a préféré la satis-
faction du devoir accompli et l'estime de ses concitoyens à cette
couronne d'épines qu'on nomme la renommée, et dont les exi-
gences, toujours nouvelles, faisaient faire de sérieux retours
sur lui-même au poète qui, dans l'enivrement de sa gloire, s'était
dit :

Exegi monumentum œre perennius !

Combien n'était-il pas mieux dans le vrai plus tard lorsque,
fatigué des obsessions de tout genre et des envieux que lui
avaient attiré sa faveur, il s'écriait avec regret :

O rus quandò ego te adspiciam !...
Quandoque licebit !...

Roanne offrira encore à votre attention ses églises, celle surtout dernièrement contruite, qui est un admirable specimen
du genre gothique ; le rétable du chœur de la cathédrale, et, sous
peu, un magnifique hôtel-de-ville en voie de construction, et
dont les formes qui commencent à se dessiner promettent à la
ville un monument remarquable à plus d'un titre. Puis. dans

les environs, *Saint-Germain-Lespinasse* et sa belle église, édifiée en grande partie, et décorée de tableaux remarquables, par la munificence de M. de Persigny, qui a voulu faire participer à sa haute fortune son pays natal.

C'est encore *Saint-André-d'Apchon*, avec sa terrasse d'où l'on jouit d'une vue fort étendue à l'ombre du tronc vénérable de l'orme de Sully, et à deux pas d'une croix remarquable et des restes précieux de la cour du vieux château des marquis de Saint-André. La chartreuse et l'église d'*Ambierle*, restes précieux de la foi d'un autre âge, où le connaisseur admirera des vitraux précieux et surtout un tryptique, rare chef-d'œuvre de peinture et de sculpture, qui ferait à lui seul la bonne fortune de plus d'un musée. — Nous mentionnerons encore *Saint-Haon-le-Chatel*, assis sur un mamelon dans un de ces sites privilégiés comme les affectionnaient les châtelains du moyen-âge. — Le château gothique de l'argentier Jacques Cœur, dont les tourelles crénelées se découpent au milieu d'une masse de verdure, dans la plaine à vos pieds. — Plus à portée une petite promenade conduit les buveurs encore faibles au château de Chazelle, gentille petite Thébaïde au milieu des vignes et des bois. — Enfin, un peu plus dans la montagne et tout au haut du vallon qui vient se dérouler et s'ouvrir à Saint-Alban comme le pli d'un gigantesque manteau de verdure, les promeneurs vont, *après boire,* comtempler la *cascade* ; puis, pour dernier tableau de cet immense panorama, la grande excursion au point culminant de *la Magdeleine*, d'où la vue plonge dans tous les sens sur une campagne d'une immense étendue.

Quant aux ressources particulières que peut offrir Saint-Alban, on y trouve des hôtels très-confortables et parfaitement tenus. C'est d'abord en première ligne et *ex-æquo* l'*Hôtel de l'Hydrothérapie* et le *Grand-Hôtel Saint-Louis* ; le premier plus particulièrement affecté aux baigneurs qui usent des procédés hydrothérapiques, sans afficher toutefois la prétention de tenir à distance ceux qui ne viennent que pour les eaux minérales ; le second offrant cet avantage, précieux pour des malades faibles et souffrants, d'être placé dans la promenade même et à deux pas des sources et des bains. Puis viennent l'*Hôtel des Princes*, où vous serez néanmoins bien reçu et cordialement accueilli sans être tenu d'exhiber un blason à couronne d'or ou de sinople sur champ de gueule ou d'azur ; l'*Hôtel des Eaux minérales*, l'*Hôtel thermal* et plusieurs autres que je ne puis nommer sans parler de ceux que votre aimable présence — style de réclame — contribuera à faire éclore à nouveau ; enfin, si vous tenez à être chez vous ou à vivre en famille, vous trouverez à l'*Hôtel Monsigny*, l'un des plus anciens de Saint-Alban, des appartements garnis où vous pourrez vous installer avec toute la quiétude désirable.

Pour ce qui est des véhicules à louer pour la promenade, vous trouverez à prix modéré chez le bon M. Gouttebaron, la petite providence des buveurs pour leurs approvisionnements et leurs commissions, des chevaux et voitures à volonté, ainsi qu'une remise pour votre cheval ou votre équipage, si vous en avez un toutefois, et que vous ayez eu la bonne pensée de l'amener.

Pour les distractions de l'esprit, en outre des visites, des causeries et des promenades, il existe un casino où se donnent de temps en temps des fêtes pour ceux qui aiment ce genre d'amusement, et qui, lorsque l'administration l'aura, suivant ses intentions, abondamment pourvu de revues et de journaux, sera d'une grande ressource pour combler les heures oisives de la journée.

Avant de terminer, nous donnons ici, sous forme de corollaires ou aphorismes, quelques règles générales destinées à servir de guide aux malades inexpérimentés sur la manière dont on doit user des sources minérales. Bien entendu que nous n'avons point la prétention de nous substituer au médecin de la localité, qu'il est toujours prudent de consulter aussitôt qu'on est arrivé, parce que lui seul connaît à fond l'agent médicinal puissant avec lequel il ne faut point s'aventurer à l'aveugle, et que lui seul peut convenablement apprécier ce que celui-ci a coutume de donner ou ce qu'il refuse à l'occasion. « Le médecin des eaux, a dit Alibert, doit être le *prêtre du temple* ; il est là pour éclairer les malades, les diriger par une bonne méthode, et rectifier les idées ou les préjugés qu'ils pourraient y apporter. »

RÈGLES GÉNÉRALES

POUR USER CONVENABLEMENT DES EAUX MINÉRALES OU EN RETIRER TOUT LE FRUIT POSSIBLE :

I

Le temps le plus convenable pour prendre les eaux est au commencement ou à la fin de l'année ; quand les chaleurs se font sentir, sans être néanmoins assez fortes pour causer de trop grandes sueurs qui pourraient énerver les malades et les jeter dans un état de faiblesse qui les forcerait à interrompre leur traitement.

II

Il suit de là qu'il est avantageux de partager la cure en deux saisons : l'une de printemps et l'autre d'automne. Une saison suffit parfois ; le plus ordinairement il en faut deux et quelquefois davantage. Il est des personnes qui ont été guéries de maladies chroniques, fort enracinées, dans l'espace de deux saisons; mais quoique guéries. elles n'ont pas manqué de venir prendre les eaux chaque année *au commencement* et *à la fin* de l'été, et elles ont empêché par ce moyen le retour de ces maladies.

III

L'usage des bains et de la boisson est ordinairement de vingt-et-un jours chaque fois, sauf interruption ordonnée par le médecin. On boit les eaux pendant un ou deux jours pour préparer les premières voies ; puis. si l'on a affaire à une maladie chronique dont le siége ne soit pas sur l'estomac ou les intestins, on fait bien en général de se purger avec un sel neutre délayé dans un peu d'eau minérale, puis de se reposer le lendemain.

IV

Le troisième ou le quatrième jour, on commence la série des bains. Le temps le plus convenable est le matin de sept à huit heures, après avoir bu les eaux. On peut aussi couper la boisson en deux temps : moitié avant le bain et moitié après.

La dose la plus rationnelle et qui suffit dans le plus grand nombre des cas, est de trois verres avant le bain à un quart d'heure d'intervalle et deux après.

V

Il est avantageux, de se promener entre les verrées de boisson pour en faciliter la digestion, et, après le bain, pour favoriser la réaction. Le premier effet du bain étant de faire crisper la peau au contact de l'air et de rendre le malade très-frileux à la sortie.

Le soir, on boira un second litre d'eau minérale en se promenant de la même manière, et de façon que le dernier verre ne précède que d'une demi-heure ou un quart d'heure le dîner.

VI

Les bains se prennent à des températures variées, suivant qu'on veut produire un effet sédatif ou amener une réaction. Il est indispensable d'être primitivement fixé sur ce point par le médecin, telle méthode qui peut réussir dans un cas donné, pouvant devenir très-nuisible dans tout autre circonstance. On prend ordinairement les bains le matin à jeun ; un seul bain par jour suffit généralement ; quelquefois, cependant, on en prend matin et soir. Si le bain a été pris à une basse température, il faut en sortant prendre de l'exercice pour rappeler la chaleur. S'il a été pris, au contraire, très-chaud, il faut prendre toutes les précautions possibles pour éviter de se refroidir au sortir de l'eau. Les malades faibles doivent se coucher après le bain ; mais ils auront bien soin de ne pas céder à la tentation du sommeil qui suit ordinairement le bain chaud : il en résulterait pour eux une langueur et un accablement qui pourraient leur devenir funeste.

VII

Le malade devra bien se pénétrer de cette idée que ce n'est pas la grande quantité de boisson qui guérit, mais sa bonne assimilation. Mieux vaut boire moins et lentement, et tirer meilleur profit de ce que l'on boit. Il se fait dans ce genre des folies dangereuses ; plus d'un malade, par forfanterie ou par esprit de système, a ruiné ses forces digestives en voulant agir à sa tête et pourrait s'appliquer avec une légère variante ce mot de Vespasien mourant : *Multitudo poculorum obruit me.*

VIII

Il faut se garder d'écouter les donneurs de conseils qui foisonnent aux eaux encore plus qu'ailleurs, et d'ingurgiter précipitamment un ou deux verres d'eau minérale pour ne rien perdre du gaz qu'elles contiennent. On ne réussirait bien souvent par là qu'à se donner en pure perte des crampes et des pesanteurs d'estomac. L'eau chaude doit être bue à petite gorgées ; l'eau froide, doucement et à petits traits. ayant soin de se retenir de boire quand on a chaud. si l'on veut éviter les obstructions et les inflammations d'entrailles ; et, puisque nous en sommes sur ce sujet, que l'administration nous permette de formuler un vœu : nous aimerions voir, dans quelques saisons accidentellement contrariées par un temps humide et froid, employer à Saint-Alban le moyen usité dans un certain nombre d'établissements, de donner une thermalité artificielle à la boisson, à l'aide de chaudrons de pierre tenus toujours pleins d'eau minérale et placés sur des foyers ardents. Cette précaution contrebalancerait la mauvaise influence de la saison et retiendrait bon nombre de buveurs dont le froid précipite le départ.

IX

Le gaz acide carbonique, si abondant dans les eaux de Saint-Alban, cause parfois à ceux qui les boivent des éblouissements, des pesanteurs, des congestions sanguines à la tête, surtout s'ils sont d'un tempérament enclin à l'apoplexie : ces malades doivent boire lentement et laisser reposer quelques minutes l'eau minérale avant de la boire, pour donner au gaz le temps de s'évaporer.

Il en est d'autres, au contraire, auxquels le gaz est très-favorable. Ceux-là doivent se hâter de boire au moment où l'eau est puisée, ne prenant que le dessus du verre qui est la partie la plus gazeuse, et recommençant plusieurs fois, de cinq minutes en cinq minutes.

X

Si l'usage des eaux minérales amène la constipation, on y remédiera en ajoutant de temps en temps dans la première verrée du matin une petite quantité d'un sel neutre (sulfate de soude ou de magnésie, de 8 à 15 grammes).

XI

Dans le cas où elles auraient, au contraire, donné le dévoiement, il ne faut pas s'en inquiéter outre mesure : une diarrhée légère est souvent un émonctoire naturel, propre à favoriser l'évacuation du principe morbifique. Si elle était considérable et accompagnée de tranchées. quelques jours de repos et un régime léger en triompheraient aisément.

XII

Nous ne saurions trop recommander un régime sobre et une grande continence. On n'est que trop porté, sous le prétexte

que les eaux affaiblissent, à recourir à une table succu-
lente ; et on ne peut disconvenir que l'émulation gastrono-
mique dévcloppée à l'envi par MM. les hôteliers des eaux, ne
mette souvent à une rude épreuve les nombreux oiseaux
voyageurs préparés par un long jeûne et de rudes exercices à
cette joûte culinaire. En toute chose, il faut se garder de l'excès
du bien. Aussi a-t-on de tout temps fait la remarque que, en
général, aux eaux, les pauvres guérissaient mieux que les riches.
Où en chercher la cause, sinon dans la sobriété ou la frugalité
de leur table ? Ainsi donc : « O chère et douce pauvreté, toi que
le Christ a surnommé la bienheureuse, pauvreté sainte, tout en
apprenant à tes disciples à pratiquer les austères devoirs de la
vie, tu fortifies le corps comme tu raffermis l'âme ! » (1). Et
tu établis entre les besoins modestes et faciles à satisfaire et le
riche insatiable et souvent trompé dans ses désirs, une compensation, même dès ce monde.

XIII

On se trouve très-bien, d'ordinaire, de ne rien prendre que
les boissons et bains avant dix ou onze heures du matin, et de
faire suivre ces *exercices* d'un déjeûner substantiel. Les personnes pourtant qui ne pourraient rester aussi longtemps sans
rien prendre, peuvent lester leur estomac d'un peu de cho-
colat ou d'un léger potage ; mais si elles font un dîner copieux
à midi, le repas du soir devra être léger et se composer d'un
seul potage ou d'une simple collation.

(1) E. SOUVESTRE, *le Philosophe sous les toits.*

XIV

Entre le déjeûner et le dîner, qui aura lieu à cinq ou six heures, un peu d'exercice à pied ou une promenade à cheval ou en voiture favorisera la digestion et l'action des eaux. On recommande de s'abstenir de toute occupation sérieuse et de toute préoccupation d'esprit. Après le repas du soir, une petite promenade est de règle avant de se mettre au lit, ou, si le serein se fait sentir, une heure ou deux de conversation au salon, en laissant à la digestion le temps de s'achever. disposeront à goûter un repos bienfaisant. Il est sage, lorsqu'on vient aux eaux pour sa santé plutôt que pour ses plaisirs, d'éviter autant que possible les jeux d'intérêt, les bals et les plaisirs de nuit, de se coucher de bonne heure et de se lever matin.

« Tout le plaisir des jours est dans leur matinée, »

a dit le poète. Cette vérité emprunte une double consécration du moraliste et du médecin. L'esprit et le cœur sont toujours plus libres à cette heure de la journée où la nature, comme réveillée d'un long sommeil, nous apparaît plus fraîche et plus riante, en même temps que nous aspirons à plein poumon les émanations des fleurs et tout l'ozone (1) développé par une active végétation retrempée par la rosée de la nuit.

XV

On ne doit user du vin qu'avec modération ; en général, à

(1) On sait que l'ozone est cette portion d'oxigène encore *toute neuve*, développée dans l'air atmosphérique par la végétation des plantes. — C'est la vie prise en quelque sorte *au debotté*.

quelques exceptions près, l'eau minérale ne doit pas se boire aux repas. *Ne quid nimis*, rien de trop. Ménagez vos forces et votre monture si vous voulez arriver au terme du voyage.

XVI

Il est bon de continuer ce régime trois semaines ou un mois après la cessation des eaux. Le malade fera bien, dans ce cas, de se faire suivre d'une caisse d'eaux minérales, afin de n'en pas discontinuer brusquement l'usage, et s'exercer *decrescendo* à se passer de ce stimulant obligé de la digestion, dont il est parfois pénible de se trouver privé quand on en a contracté une trop longue habitude.

Mais il faut s'arrêter ; la patience du lecteur a des bornes, et déjà j'en ai peut-être trop abusé. Il me semble que j'entends encore retentir à mes oreilles la cloche du départ. Il faut se quitter, emportant et laissant des souhaits du cœur. Ainsi nous devons marcher toujours, abandonnant quelque chose de nous-même à chaque ronce du chemin, jusqu'à ce que vienne pour nous l'heure de tout quitter. Heureux alors qui peut s'appliquer cette maxime d'un philosophe qui sut trouver son bonheur en lui-même, du sage Michel Montaigne : « Je suis de cet avis que la plus honorable vacation est de servir le public et être utile à beaucoup. »

Mornant-Lyon, septembre 1865.

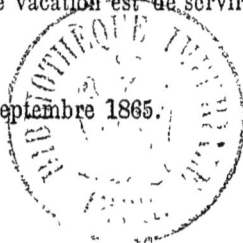

Lyon. —Imp. d'A. VINGTRINIER.

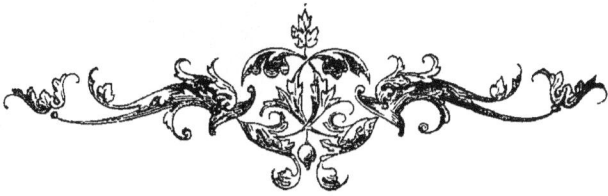

Lyon. — Imp. d'Aimé Vingtrinier.